THÉRAPEUTIQUE THERMALE PYRÉNÉENNE

CAUTERETS

DURÉE

DE LA

CURE THERMALE

PAR

Le Dᵣ Henri GUINIER

Agrégé en Médecine,
Médecin consultant à Cauterets et à Toulouse,
Membre résidant de la Société de Médecine, Chirurgie et Pharmacie de Toulouse,
Membre de la Société française d'Otologie et de Laryngologie,
Correspondant étranger de l'*Académie royale des Sciences de Lisbonne*,
Correspondant des Sociétés de Médecine ou Académies médicales
d'Anvers, Athènes, Avignon, Bordeaux, Dijon, Grenoble, Limoges, Lisbonne, Lyon,
Marseille, Montpellier, Nantes, etc.

PAU

G. CAZAUX, LIBRAIRE-ÉDITEUR

Cauterets, Place Saint-Martin, 2.

—

1889.

THÉRAPEUTIQUE THERMALE PYRÉNÉENNE

CAUTERETS

DURÉE

DE LA

CURE THERMALE

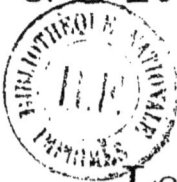

PAR

Le Dr Henri GUINIER

Agrégé en Médecine,
Médecin consultant à Cauterets et à Toulouse,
Membre résidant de la Société de Médecine, Chirurgie et Pharmacie de Toulouse,
Membre de la Société française d'Otologie et de Laryngologie,
Correspondant étranger de l'*Académie royale des Sciences de Lisbonne*,
Correspondant des Sociétés de Médecine ou Académies médicales
d'Anvers, Athènes, Avignon, Bordeaux, Dijon, Grenoble, Limoges, Lisbonne, Lyon,
Marseille, Montpellier, Nantes, etc.

PAU

G. CAZAUX, LIBRAIRE-ÉDITEUR

Cauterets, Place Saint-Martin, 2.

—

1889.

CAUTERETS

DURÉE

DE

LA CURE THERMALE

Quelle est la *durée du séjour* que doit faire un malade auprès des sources thermo-sulfureuses des Pyrénées auxquelles il vient demander sa guérison ? — C'est là une question d'hydrologie minérale pratique mal définie pour beaucoup de médecins. Elle est incertaine pour la plupart de ceux qui ne fréquentent pas les villes d'Eaux ; elle est peut-être trop négligée par ceux-là mêmes qui ont autorité et compétence pour la mieux résoudre.

Quant au public, le plus intéressé pourtant à la bien connaitre, il s'en fait l'idée la plus erronée.

Dans le vocabulaire de la médecine thermale, le nombre de jours nécessaires à l'action thérapeutique traditionnelle d'une station d'Eaux minérales naturelles porte le nom de *saison*. — A l'époque des Eaux, on dit vulgairement que l'on va faire sa *saison*, que l'on aille aux stations maritimes comme aux stations thermales, ou même aux établissements d'hydrothérapie.

Une seule saison ne suffit pas généralement pour la cure d'une maladie *chronique* ; et les pauvres malades qui se décident une première fois à rendre visite à une naïade renommée doivent s'attendre à l'obligation d'y revenir.

De là, cet adage que les vétérans n'omettent jamais de répéter aux nouveaux venus : « La première année, on guérit ; la deuxième, on confirme sa guérison ; et, la troisième, on vient… par reconnaissance. »

De là, le nombre toujours croissant des habitués *annuels*, dans les principales stations thermales pyrénéennes. Le bien acquis l'année précédente encourage à de nouvelles *saisons*.

A *Cauterets* spécialement, on voit chaque été des clients assidus depuis de longues années aux buvettes célèbres.

Ces fidèles abonnés viennent, disent-ils, « chercher chaque été la provision de forces qu'ils ont dépensée au cours de l'hiver précédent » — « renouveler leur bail de vie et de santé », comme écrivait Mme de Sévigné

Consommateur *annuel* moi-même, depuis 1862, de ces sources bienfaisantes, j'ai pu lentement apprendre à les manier avec expérience ; je leur dois certainement la transformation de ma santé et la réalité d'une vigueur à laquelle, il y a vingt ans, j'étais loin de prétendre. C'est à ma persévérance à faire, tous les ans, une *double saison*, en juin et en septembre, que je dois ce résultat inespéré.

La marche progressive de l'action de la *cure thermale*, à Cauterets, peut se résumer de la manière suivante :

Du premier au cinquième jour, plus ou moins de lassitude, disposition à la sieste après le repas de midi, légère courbature ; et cependant appétit meilleur, sensation de vigueur, stimulation générale des grandes fonctions.

Du sixième au dixième jour, cessation des troubles attribués aux premiers *bains* ; augmentation sensible de la faim, digestions plus rapides ; la marche, l'exercice, activent davantage la fonction cutanée ; urines plus copieuses et plus fréquentes. Les matières des selles sont noires et fortement

sulfhydriquées ; les sueurs, les crachats, les gaz de l'estomac
et de l'intestin ont une odeur sulfureuse prononcée.

Du onzième au quinzième jour, sensation accusée de vigueur et de bien-être ; désir de mouvement, besoin de marcher ; pléthore nerveuse indiquant une meilleure répartition des forces, un équilibre plus parfait des grandes fonctions. La *stimulation* peut s'exagérer alors jusqu'à produire de l'insomnie, de l'agacement, de la soif, de la constipation, etc., — chez les névrosiques, les excitables, ou seulement chez les imprudents qui ont abusé des eaux. — Ces phénomènes cèdent facilement à un ou deux jours de repos, avec suspension des eaux, ou à l'emploi de quelques légers calmants.

Du seizième au vingt-cinquième jour, les forces atteignent leur plus grande vigueur ; mais bientôt surviennent les signes de saturation qui indiquent la fin de la cure, et il ne faut pas la pousser plus loin.

Cette action progressive de la *cure thermale* sulfureuse est loin d'être uniforme ni constante. Chacun réagit à sa manière, selon son âge, son sexe, son tempérament, sa maladie, selon les propriétés spéciales de la source ou des sources minérales employées, selon le mode de balnéation, etc. — Ainsi, tel n'éprouve rien d'anormal dans son état habituel pendant toute la *durée de la saison* ; tel ressent à peine quelque influence rapide et passagère. Celui-ci éprouve sa stimulation au début ; celui-là, au milieu ; un troisième, seulement à la fin de la *cure*. Les plus sensibles, les plus impressionnables, les plus avariés par la maladie surtout, montrent, plus que d'autres et avec plus d'évidence, l'action progressive, stimulante et spécifique des Eaux ; une sage direction médicale doit s'attacher à réprimer et à régler l'intensité de cette stimulation salutaire.

Le tableau d'ensemble précédent ne donne que la physionomie générale, le type théorique de l'action d'une cure thermale à Cauterets, telle qu'elle se développe dans un espace de *vingt à vingt-cinq jours*.

Pour les clients *habitués* à Cauterets, c'est donc généralement vers la *fin de la troisième semaine* que surviennent
les signes qui marquent la fin de la *cure thermale* : inappétence, lassitude, modification des habitudes physiologiques,
troubles divers que le faciès souffreteux exprime clairement
au regard du praticien perspicace.

Une *saison* serait ainsi à peu près de *vingt jours* dans les
cas communs et ordinaires, principalement *chez les indi-
vidus déjà exercés à cette stimulation spéciale.*

De là, le préjugé trop répandu, — aussi bien chez beaucoup de médecins que chez le public des Eaux, — du chiffre
officiel de *vingt à vingt et un jours* pour la *durée d'une cure
thermale,* quelles que puissent être les indications thérapeutiques à remplir.

Si plus de *vingt-cinq ans* d'une pratique étendue auprès
des sources réputées de Cauterets peuvent donner quelque
valeur à mon affirmation, qu'il me soit permis de protester
absolument contre une routine empirique dont le moindre
défaut est de paralyser sur place la direction expérimentée
du médecin local, et dont le pire inconvénient est trop souvent de dénaturer le résultat recherché.

C'est là l'un des plus déplorables abus, d'ailleurs si nombreux dans la clientèle ignorante et trop éphémère des
Eaux, que nous avons le devoir de signaler.

Je voudrais en faire voir les dangers, et fixer en même
temps à des règles plus logiques la *durée* réelle du séjour
d'un malade auprès des sources qui doivent l'améliorer ou le
guérir. Ce que je vais dire de la *cure thermale à Cauterets* peut également s'appliquer aux autres villes d'Eaux
analogues.

On ne saurait contester que la *durée* d'une *saison* à Cauterets doit être au moins en rapport avec le *tempérament*
du malade, son *âge,* son *sexe,* la nature de sa *maladie,* les
propriétés spéciales de la source ou des sources employées,
a *manière* dont on les fait agir sur l'individu, etc.

— Un tuberculeux, à cavernes pulmonaires ou à ulcéra-
tions laryngiennes, ne saurait faire en *vingt jours* ce qu'un
herpétique, un rhumatisant, un dyspetique, en pleine pos-
session de tous ses ressorts physiologiques, est capable de
subir avec profit pendant cette période.

— Un lymphatique, à réaction indifférente ou tardive, sup-
portera, en *vingt jours*, beaucoup plus d'action thermale
que n'en pourrait tolérer un névropathe efféminé.

— Les montagnards pyrénéens effectuent avec succès,
en *neuf* ou *dix jours*, des cures d'une énergie à rendre malade plus d'un citadin.

— Le nombre et la durée de nos bains *stimulants de César* ou de *Raillière* ne sauraien t sans inconvénient égaler le
nombre et la durée de nos bains *sédatifs de Pauze*, du *Bois*,
ou du *Petit-Saint-Sauveur*.

Ces quelques exemples suffiront pour montrer la variété
des espèces.

L'action de l'Eau minérale ne saurait d'ailleurs être jamais calculable *à priori* sur aucun de ceux qui viennent s'y
soumettre *pour la première fois.*

La grande variété des cas de la clinique de Cauterets,
comme celle de la plupart des grandes villes d'Eaux analogues, comporte une égale diversité dans la durée de chaque *première saison*, aussi bien que dans le choix des
moyens d'application du remède naturel.

Il serait en effet incompréhensible et vraiment miracu-
leux de voir guérir, en *vingt* ou *vingt-cinq jours* de traitement thermo-sulfureux, les maladies si différentes pour lesquelles on cite les heureux effets de l'action consécutive des
Eaux de Cauterets ; et l'erreur est grande des malades qui
croient avoir assez fait pour leur guérison en observant un
régime à peu près convenable pendant une *saison* près de
nos fontaines sulfureuses, et qui, en buvant le dernier verre
de leur eau minérale, pensent devoir être guéris et pou-
voir reprendre leurs mauvaises habitudes.

Jusqu'à l'époque contemporaine, la *saison* d'un malade sérieux était beaucoup plus prolongée que nos *saisons* actuelles.

Voici le précepte de Borie (de Cauterets), en 1714 : «Il faut user des Eaux deux matins de suite ; le troisième, il faut se baigner ; et ainsi alternativement pendant *six semaines à deux mois*» (pag. 167).

Comme nous avons changé tout cela !

Si l'on compulse les faits recueillis auprès des sources sulfureuses pyrénéennes dont la réputation est la plus ancienne et la mieux établie, on s'étonne de la longueur des *saisons* acceptées jadis par les malades et des merveilleux résultats qu'ils en obtenaient.

En voici quelques exemples :

1754. — OBS. I. — Un homme humide (*spongiosus*), les yeux malades depuis l'enfance, les traits et les téguments bouffis, eut, à la suite de la suppression de ces accidents habituels, un *asthme humide*. Il ne se débarrassa de ses crises de suffocation qu'après *un mois et plus* de l'usage de *Laralière* et du *Petit Bain (Bruzaud)* de Cauterets. Ses accès diminuèrent d'abord de fréquence, et son expectoration augmenta. (Bordeu, Thèse latine, 1754, pag. 45. Obs. 114.)

1808. — OBS. II. — Le Dr Fabas (de Saint-Sauveur) raconte des cures de *deux mois et demi*, de *trois mois*, de *six semaines*, pour *une douleur lancinante de l'orifice de l'estomac avec vomissements purulents après le repas*, pour *une dartre ulcéreuse ancienne*, pour *une teigne du cuir chevelu*, pour *une dartre pré-sternale avec fistule à l'anus*, toutes maladies qui finirent par céder à la persévérance de la cure. — *Soixante* bains guérirent un vieillard de 65 ans *très épuisé*.

1824. Parmi les nombreuses et si intéressantes observations éparses dans le livre estimé du Dr Cyprien Camus (de Cauterets), résumons les suivantes :

Obs. iii. — Une femme, Madeleine R..., mutilée pendant la guerre d'Espagne, percée de coups de baïonnette, crucifiée contre une porte, la langue cruellement arrachée, le tout au cours d'une troisième grossesse, vient s'échouer à Bayonne, où elle subit l'opération césarienne pour l'extraction d'un fœtus jugé mort. — Survivant à ces effroyables traumatismes, elle vient passer successivement *six semaines* à Barèges et *quarante jours* à Cauterets, où elle boit et se baigne, chaque jour, à des sources diverses.

«Elle partit enfin, termine Camus, satisfaite et heureuse, mais boitant encore un peu» (pag. 141).

Obs. iv. — Mme C..., religieuse, 22 ans, issue de race *pulmonique* (mère, frères et autres parents morts de la poitrine, après avoir été grandement soulagés par les Eaux de Cauterets), vient demander à Cauterets la destruction du germe de la maladie. Fraîche, replète, sujette depuis six mois à des hémoptysies fréquentes, sans cause apparente. Oppression, fatigue par le moindre exercice ; sans cesse goût de sang à la bouche. Douleur sourde, fréquente, à l'épigastre et sous le sternum ; deux fois soulagée par la saignée. Menstrues très diminuées, réfractaires aux sangsues. — Boisson et demi-bains de *Raillère* ; régime peu nourrissant. — Amélioration *par les sueurs*, le dixième jour, telle que la malade se rend à pied à la *Raillère*. Là, oppression, malaise, crachats rouillés, syncope. — Pendant deux jours, douleurs brûlantes à la poitrine ; soif, une épistaxis et une légère hémoptysie (émollients). L'orage morbide calmé, on reprend la cure. Le vingt-troisième jour, violent prurit aux jambes et aux cuisses, sans rougeur ni éruption cutanée. Le vingt-sixième jour, apparition des règles, qui se prolongent deux jours de plus, sont plus copieuses que par le passé et sont suivies d'une abondante leucorrhée. Dès lors, apaisement de tous les symptômes.

Mme C... partit, après *quarante jours* de cure thermale, et s'en trouva très bien (pag. 167).

Obs. v. — M. B..., négociant à Bordeaux, d'un tempérament nerveux, mais robuste, éprouve (nov. 1816) un *rhumatisme* arthritique très aigu au cou, à l'épaule droite, au dos et aux lombes. Immobilité forcée, douleurs très pénibles. Envoyé à Cauterets, comme préparation à la cure de Barèges destinée à compléter sa guérison.

État à l'arrivée à Cauterets. — La tête est penchée à droite ; le moindre essai de redressement provoque les cris. Le malade, une fois couché, ne peut ni fléchir le tronc ni se mouvoir latéralement sans secours. Il a des flatuosités, des agitations ner. veuses, des boutons sur certaines parties du corps jugés de nature herpétique.

36 verres et 12 bains de *Raillère* produisent un mieux sensible ; les secousses nerveuses cessent ; les mouvements s'assouplissent. Le malade parvient à se lever et à se coucher seul. Les urines sont étonnamment copieuses et très chargées ; quelque prurit aux extrémités.

Il passe à la fontaine de *Pauze*, où il prend 40 verres d'eau, 12 bains, 10 douches. Son état s'améliore de plus en plus.

Il passe alors à la fontaine du *Pré*, où il prend un égal nombre de bains et de douches, tandis qu'il boit l'eau de *Mauhourat*.

Au bout d'une *cinquantaine* de jours de cure thermale, M. B... se retira guéri. *Il avait oublié son voyage à Barèges* (pag. 184).

Quarante-cinq, *quarante-deux*, *cinquante*, *soixante*, *trente-six*, *trente-huit* jours, sont communément indiqués par Camus pour les cures les plus diverses et les plus fructueuses (*Nouvelles réflexions*, 1824). Ces exemples sont également communs dans le livre du D' Drouhet (*Eaux de Cauterets*, 1858).

Qu'il y a loin de cette action thermale, lente, opiniâtre, sans autre limite en quelque sorte que le succès laborieusement recherché, à nos cures hâtives actuelles de *vingt et un jours !* Si ces cures illogiques trouvent leur excuse et leur explication dans nos mœurs, dans notre vie fébrile et comme à la vapeur, elles ne sauraient leur demander leur justification.

Et cependant, à peine arrivé, avant même d'ouvrir sa

malle, le malade qui nous est adressé se présente à notre
cabinet de consultation. Il ne veut pas perdre un jour, «car,
nous dit-il chaque fois, mon temps est limité, je ne dispose
que de *trois semaines*, et je ne voudrais pas manquer un
bain!...»

Mais il est impossible de régler ainsi d'avance le temps
précis pendant lequel on doit faire usage des Eaux. L'effet
produit au jour le jour par ces admirables médicaments
naturels en doit être la seule mesure. C'est là l'opinion de
tous les praticiens qui ont vieilli dans les stations thermales les plus fréquentées; et cette mesure, variable pour
chacun, c'est seulement au médecin prudent et expérimenté
qu'il appartient d'en déterminer *sur place* la limite, d'après
les résultats et les phénomènes observés.

Les Eaux de Cauterets, comme toutes leurs congénères,
n'agissent qu'à la longue, peu à peu. La condition essen-
tielle pour l'efficacité des phénomènes médicateurs ou critiques provoqués sur tel ou tel organe, sur telle ou telle
dyscrasie, par les propriétés thérapeutiques spéciales à
chaque source, c'est de se passer en silence et sans trop vive
réaction générale, ainsi que l'ont si excellemment professé
Bordeu, Andrieu (des Eaux-Bonnes), Armieux (de Barèges).

«Rien n'est plus bizarre que d'exiger un trop prompt soulagement d'un remède qui n'agit quelquefois qu'*impercep-
tiblement*; il faut insister, ne pas régler son temps selon
son opinion mais selon son besoin. Surtout on doit éviter de
tomber dans l'inconvénient de ceux qui quittent les Eaux
précisément lorsqu'elles commencent d'agir, et qui ren-
voient, disent-ils, à la saison prochaine.» (Th. Bordeu,
Lettres, 1746.)

Pour «lessiver nos organes et nos humeurs», selon le langage imagé de Borie (1714), pour détruire ou réformer des
dyscrasies anciennes, invétérées, contaminant déjà profondément nos solides et nos liquides, faisant depuis longtemps partie de notre tempérament et viciant notre être

organique jusque dans ses racines, il faut du temps, et il en faut beaucoup. A une évolution morbide chronique, il faut opposer une évolution thérapeutique analogue. *Trois semaines* ne sauraient suffire à la rénovation radicale d'un tempérament ; et c'est là pourtant, dans la plupart des cas, le vrai problème à résoudre.

Le Dr Armieux (de Barèges) remarque avec raison (1871, pag. 206) qu'il faut au moins *quarante jours* (avec trente-cinq bains et vingt douches) pour la cure moyenne, ordinaire, de Barèges.

«C'est celle qui est accordée aux militaires, ajoute-t-il ; et elle ne suffit pas toujours. Bien souvent, on est obligé de demander le bénéfice d'une *seconde saison*, ce qui permet de porter le nombre des bains à *soixante et dix* et celui des douches à quarante et même à *cinquante*.

»Il faut donc que les malades civils se fassent à cette idée qu'on ne peut obtenir d'effets sérieux et de modifications heureuses dans un état grave qu'à la condition d'insister sur le traitement thermal.

»Les impatients n'ont rien à gagner ; ils doivent réfléchir que la dépense est moins forte en prolongeant son séjour qu'en revenant plusieurs années de suite prendre un nombre insuffisant de bains, sans en tirer un bénéfice curatif, suffisant et durable.»

Ces paroles s'appliquent entièrement aux clients de Cauterets et des autres villes d'Eaux analogues.

«Bien que les Eaux — écrivait déjà Borie en 1714 — soient, de tous les remèdes, celui qu'on fait avec le moins de façon, c'est néanmoins celui qu'on veut qu'il opère le plus promptement. A peine en a-t-on commencé l'usage qu'on pense à le finir. Souvent même on se retire des Eaux lorsqu'elles commencent à porter quelque soulagement dans les maux pour lesquels on en avait usé. On se propose d'y retourner la saison prochaine, et d'achever alors ce qu'on avait si bien commencé. Le mal, par cet intervalle, se re-

nouvelle comme un ennemi qui reprend de nouvelles forces
par la trève qu'on lui a accordée, et, la saison venue, on est
à recommencer. On reprend les Eaux avec précipitation, en
les abandonnant de même, et, par cet ordre, on ne guérit
jamais» (pag. 160).

Ces sages paroles semblent écrites pour la génération contemporaine. Alors que nous voyons les malades accepter
sans résistance et avec profit de longs traitements spéciaux
auprès des appareils et des piscines de l'hydrothérapie sim-
ple et non minérale, auprès des cloches à air comprimé,
auprès des tabourets d'isolement de l'électro-thérapie, il
semble que, par la plus étrange et la plus illogique des exigences, les Eaux minérales, et plus spécialement nos Eaux
sulfureuses Pyrénéennes, doivent être considérées comme
une panacée empirique, agissant *per fas et nefas*, à quitte
ou double, et devant en *vingt et un jours*, ni plus ni moins,
opérer la résurrection des malades les plus compromis et
les plus désespérés, de ceux-là mêmes qui ont en vain de-
mandé longuement leur guérison aux médicaments les plus
sûs : l'iode, l'arsenic, le mercure, le fer, les bains de vapeur, etc.

Aussi quelle différence dans les résultats, d'après la méthode suivie !

En voici quelques exemples de notre pratique personnelle,
brièvement résumés.

Le plus remarquable de tous ces exemples est certainement le suivant :

OBS. VI. — Grande et forte jeune fille de la haute société po-
lonaise (hérédité tuberculeuse, cancéreuse et rhumatismale).

Née chétive. Toujours maladive depuis l'enfance : Dentition dif-
ficile, rougeole grave, ophtalmies, attaques réitérées de rhumatisme
(bras, jambes, colonne vertébrale).

A la suite d'une chute violente dans un escalier, douleurs vives
du rachis, accidents multiples et variés, compliqués d'intoxication
palustre ancienne et invétérée, depuis surtout cinq années.

Envoyée dans le midi de la France (3 avril 1881), elle arrive à Cauterets le 25 juin 1881, pour y commencer un grand voyage hygiénique, avec étapes successives à la montagne et à la mer, devant durer jusqu'au retour de la saison d'hiver, à passer à Pau.

1881. 25 juin. État actuel. — 19 ans, tempérament très lymphatique et grande irritabilité nerveuse. Teint cachectique; un peu de polysarcie, chairs molles. Dysménorrhée. *Paraplégie complète* (depuis trois ans) des deux membre inférieurs, intéressant le rectum: station debout impossible; constipation absolue ne cédant qu'à l'action médicamenteuse quotidienne. Le rachis n'est sensible à la percussion et à l'éponge mouillée et chaude qu'au niveau du sacrum.

Diagnostic probable : anémie, hystéralgie, rhumatisme chronique des enveloppes de la *queue de cheval*.

Je propose une cure thermale prolongée et progressive, qui n'est acceptée qu'avec de grandes hésitations par la famille et la malade.

Commencée le 30 juin, cette cure se prolonge jusqu'au 1er octobre (3 *mois*), avec des interruptions de *huit jours* à *un mois*, et avec l'usage exclusif des *Bains* et des *Douches* d'eau de *César*.

Le 29 juillet, après 20 bains et 10 douches, la malade commence à faire quelques pas dans sa chambre avec deux béquilles.

Le 29 août, à la suite d'un repos d'un mois passé à Biarritz, elle marche avec une seule canne, dans son appartement.

Le 1er octobre, date du départ de Cauterets, elle avait déjà fait quelques promenades à pied, en pleine campagne.

Vers la fin d'octobre, elle marchait comme tout le monde.

Durant l'hiver suivant (1881-1882), passé à Pau, la malade est allée dans le monde, où elle a beaucoup dansé ; et elle a fait de longues promenades pédestres dans la campagne (jusqu'à huit kilomètres). Sa santé s'est complètement rétablie ; elle est rentrée en Pologne.

OBS. VIII. — J'ai vu un Confrère d'environ 40 ans guérir également une paralysie incomplète d'origine diphtéritique avec les *Bains* et *Douches* de *César*, continués pendant *un mois* et plus.

OBS. IX. — Un homme d'environ 50 ans, lymphatique nerveux,

souffrait depuis plusieurs années d' un catarrhe suffocant, confinant en apparence à l'asthme. Pas de lésions pulmonaires profondes ; bronchite catarrhale et œdème disséminé. Deux saisons successives à Eaux-Bonnes étaient restées sans résultat utile. Le malade vient à Cauterets en juin 1865. Une cure thermale de *trente jours* (*Raillère* et *Mauhourat* en boisson, *Le Bois* en bains) dissipe tous les accidents. La guérison est si complète et si inattendue que je malade reste encore quelques semaines à se reposer à Cauterets, redoutant un retour possible de sa maladie.

Jusqu'au mois de janvier, dans le climat un peu âpre du nord-est de la France, santé parfaite.

En janvier 1866, pleuro-pneumonie accidentelle *à frigore*. Guérison sans complication ; mais au cours de la convalescence, attaque subite d'une double arthrite rhumatismale aux genoux. Guérison après deux ou trois semaines.

Le malade n'avait jamais eu de rhumatisme auparavant.

Deuxième cure thermale d'un mois, en 1866, avec les mêmes moyens balnéaires, au cours de laquelle, légère poussée rhumatismale aux poignets ; et ce fut la fin.

La santé se maintient encore parfaite en 1873.

OBS. X. — Un jeune homme de 19 ans, exténué par la guerre de 1870, où il avait servi comme *mobile*, arrive à la fin de juin à Cauterets, avec tous les signes de la *consomption tuberculeuse* : maigreur, lassitude extrême, inappétence, selles irrégulières, sueurs nocturnes abondantes, essoufflement, pouls dépressible, fréquent. Mais l'examen attentif de ses organes respiratoires ne révèle aucune altération de tissu. Une cure modérée de *trois semaines* (*Raillère* et *Mauhourat* en boisson, *Raillère* en bains, *Pédiluves* à eau courante à 45° c.) n'obtient qu'une amélioration douteuse.

Son séjour aux Eaux lui était limité ; il dut quitter Cauterets.

Mais bientôt les forces se relèvent graduellement, et surtout la fonction digestive reprend de l'activité. Encouragé par ce premier résultat, et se souvenant de mon insistance à lui faire prolonger sa cure, mon jeune client me revient dans les premiers jours de septembre.

Il supporte beaucoup mieux cette *seconde saison*, dont la gra-
duation peut s'élever rapidement ; et il repart, à la fin du mois, en
très bon état.

L'hiver suivant est excellent ; sa bonne constitution, acciden-
tellement détériorée, se développe activement. Il est devenu un
homme solide et vigoureux.

Obs. xi. — Un jeune gentleman, orphelin de bonne heure et
héritier d'une grande fortune (hérédité morbide inconnue) arrive à
Cauterets, à l'âge de 21 ans, à la troisième période d'une *tubercu-
lisation pulmonaire* activée par des excès de toute nature (hémoptysies répétées, etc., et finalement *caverne étendue* au sommet
gauche).

Il fait, avec une grande docilité, une *double saison* (environ
soixante jours) coupée en deux périodes à peu près d'égale durée
par un repos de quatre semaines. Le résultat immédiat laisse la
lésion pulmonaire sans grand changement, mais produit une amélioration considérable de l'état général. Le malade s'en va, plein
d'espérance, passer l'hiver en Égypte, sur le Nil ; et je n'en ai plus
de nouvelles. Je le croyais mort. L'année suivante, un de ses
compatriotes m'apprend que mon jeune moribond de la précédente
campagne thermale s'est trouvé si bien de son hivernage sur le Nil,
(où il l'a lui même rencontré), qu'il est rentré à Londres, et.....
qu'il se marie en ce moment.

Trois ans se passent, et je vois revenir à Cauterets mon Lon-
donien avec sa jeune femme et un charmant et superbe baby de
2 ans.

« Un peu fatigué, me dit-il, par la *saison* de londres, où il
avait dû, *à cause de madame*, aller beaucoup dans le monde, il
avait tenu, cet été, à revenir boire un peu aux fontaines qui lui
avaient sauvé la vie. »

C'était un homme solide, à grande taille et large musculature,
très phlegmatique comme beaucoup d'Anglais.

Les lésions pulmonaires existaient toujours, mais à un moindre
degré ; elles *dormaient* sous cette cuirasse épaisse de chair. Sans
quelques menaces d'hémoptysie qui avaient décidé le voyage aux

Pyrénées, je n'aurais probablement pas revu cet intéressant client. Je n'ai plus eu de ses nouvelles depuis plusieurs années.

OBS. XI. — Je rappelle ici la IIᵉ Obs. de mon Mémoire (*De la diversité des doses*, etc., 1884). Le malade qui en est l'objet dut aussi la guérison d'une *tuberculose laryngée* reconnue, avant moi, par Lasègue, Martin-Damourette et Mandl, à deux cures thermales successives, très lentes et prolongées (*quarante-cinq jours* en 1874, *vingt-sept jours* en 1875), dont le bon résultat se maintenait encore en 1881, date des derniers renseignements qui me sont parvenus.

OBS. XII. — Il faut citer encore, comme devant dépasser plus ou moins la limite rationnelle des *vingt et un jours*, les cures thermales, à Cauterets, par les Bains du *Bois*, des *rhumatismes viscéraux* et des *rhumatismes névralgiques*. Ces derniers surtout, par le réveil fréquent des douleurs, exigent prudence et douceur.

C'est par la prolongation judicieuse de la cure jusqu'à *vingt-cinq*, *trente* jours et plus, que l'on guérit ordinairement les accidents de cette nature les plus réfractaires à d'autres traitements pharmaceutiques rationnels.

OBS. XIII. — Certaines manifestations herpétiques, telles que l'eczéma, l'impétigo et même le favus (j'en connais un cas remarquable), traitées avec la source de *Pauze*; — la plupart des *maladies utérines*, si profondément réformées par l'usage méthodique de l'Eau du *Petit Saint-Sauveur*, associée comme les Bains de *Pauze* à la boisson des autres fontaines sulfureuses de Cauterets, exigent aussi de *longues saisons*, surtout quand il faut y joindre l'action plus stimulante des *Bains* et *Douches* de quelqu'une de nos autres fontaines : *César, Espagnols, Le Pré, la Raillère*.

Le succès de ces cures, sans autre limite de durée que celle qu'impose l'observation sagace de la cure thermale, est surtout remarquable dans les cas de *rhinite* chronique et même d'*ozène*. Ici l'opiniâtreté de l'action du remède na-

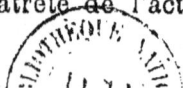

turel doit être en rapport avec l'opiniâtreté du mal, et les *doubles saisons* dans un même été font merveille.

Ces *longues* et patientes *saisons*, progressivement graduées aux indications personnelles du *malade* et de la *maladie*, leur succès presque constant, comportent un sérieux enseignement, la preuve expérimentale de l'utile intervention des Eaux sulfureuses pyrénéennes dans des cas en apparence désespérés, tels que la tuberculose osseuse ou viscérale.

Notre Confrère, le Dr Grimaux (de Barèges), a fait récemment connaître une remarquable série de plus de quarante faits de tuberculose osseuse, parmi lesquels *six cas*, pris sur des sujets de 13 à 31 ans, ont été suivis d'une guérison définitive (Société de Chirurgie, séance du 8 février 1888).

Nous avons vu nous-même à Cauterets un cas analogue guéri par les Eaux de *César*. En voici le résumé :

Obs. xiv. — Un jeune homme (19 ans, hérédité maternelle tuberculeuse, très grand, efflanqué, teint terreux, poitrine saine) porte depuis dix-huit mois une *fistule osseuse* au pied droit. Arrivé à Cauterets avec des béquilles, il les y laisse dès la première cure *d'un mois* de durée, et il s'en revient avec une canne. L'année suivante, la guérison est complète. Le jeune malade se ivre alors à des excès, à la suite desquels une tuberculose pulmonaire aiguë l'emporta à la fin de l'hiver.

Une sage lenteur, à la fois prudente et méthodique, dans l'administration d'un médicament naturel, complexe dans son action et dont la puissante activité n'est pas exactement calculable, est certainement la manière la plus rationnelle et la plus médicale d'obtenir les meilleurs effets de nos cures thermales pyrénéennes.

Les heureux résultats ainsi obtenus éclairent d'un jour spécial ceux qu'ont pu donner quelquefois ces *saisons* empiriques, à limite fixe et invariable, auxquelles la routine impose une durée uniforme, au cours desquelles le malade fait le plus qu'il peut du traitement thermo-minéral « pour utiliser son séjour », et d'où il sort trop souvent plus malade que lorsqu'il est arrivé (Camus, 1817, pag. 80).

C'est là, à n'en pas douter, l'explication vraie des quelques faits malheureux qu'une observation trop incomplète et peut-être hâtive a fait considérer comme constante par quelques jeunes médecins de mérite, enclins à une généralisation un peu prématurée. De là à conclure à la no_cuité des Eaux sulfureuses pyrénéennes et même de celles de Cauterets, dans la *tuberculose* en général et la *phtisie laryngée* en particulier, il n'y avait qu'un pas à faire ; et ce pas a été franchi. Dans un Congrès spécial de Laryngologie, à la Société de Médecine de Toulouse (21 avril 1887), de pareilles affirmations ont été produites. Les Eaux sulfureuses pyrénéennes ont été formellement proscrites du traitement de la *tuberculose de l'organe vocal* dans lequel elles ne joueraient que le rôle d'«un engrais dans une terre parfaitement ensemencée».

Cette erreur clinique, je l'ai victorieusement réfutée (*Revue médicale* de Toulouse, 1887, 21ᵉ année, pag. 364, et *Revue mensuelle de Laryngologie*, 1888) ; je me borne ici à y renvoyer le lecteur.

Les médecins peu familiarisés avec le maniement des *Eaux sulfureuses* pyrénéennes tombent presque toujours dans le même écueil, creusé sous leurs pas par quelques opinions excessives d'auteurs généralisant à tort une observation restreinte et toute locale et surtout dissimulée sous l'étiquette illogique et mensongère de ces Eaux si remarquables appelées *sulfureuses* uniquement à cause de leur *odeur*.

Beaucoup de nos Confrères professent que les *Eaux sulfureuses* pyrénéennes agissent par *excitation*, parce que c'est le *soufre* qui sert à les caractériser et que le soufre est un *excitant*. Ils ne se doutent pas qu'ils montrent ainsi leur ignorance de la véritable composition de ces Eaux.

Non seulement, en effet, le principe *sulfureux* ne figure ordinairement dans ces Eaux qu'à dose presque homœopathique, mais il s'y trouve le plus souvent à l'état de *sulfites* et d'*hyposulfites de soude,* qui sont *hyposthénisants,* de sorte qu'au lieu de les dénommer *sulfureuses,* d'après une routine empirique basée seulement sur leur *odeur sulfhydrique,* on devrait en réalité les appeler des Eaux *alcalines sodiques,* comme le propose, avec raison, Armieux (de Barèges).

D'après la théorie de l'action *excitante* du soufre, quelques médecins inexpérimentés conseillent de tenir éloignés des Eaux sulfureuses pyrénéennes, sans distinction, des malades qui ne pourraient, d'après eux, les aborder sans danger. Et ce serait le cas de la *tuberculose du larynx* pour les *Eaux sulfureuses de Cauterets.*

Mais les faits séculaires continuent, chaque été, à démentir ces regrettables préjugés.

Il y a des sources sulfureuses pyrénéennes dans lesquelles la quantité de soufre est proportionnellement supérieure, comme *Barzun* de Barèges, *Saint-Sauveur* de Luz, *Petit Saint-Sauveur* de Cauterets, qui, loin d'être *excitantes,* sont au contraire notoirement *sédatives,* hyposthénisantes, antispasmodiquess.

A Cauterets, le Bain de *Raillère,* à sulfuration moyenne (0.0077 de sulfure de sodium), est *moins* stimulant que le Bain de *César,* à sulfuration un peu inférieure (0.0072 de sulfure de sodium), et *plus* stimulant que le Bain du *Bois,* à sulfuration un peu supérieure (0.0078 de sulfure de sodium); mais surtout *beaucoup plus* stimulant que le Bain du *Petit Saint-Sauveur,* à sulfuration la plus élevée (0.0098 de sulfure de sodium); et ce dernier, *Petit Saint-Sauveur, le plus sulfureux* de cette série, est fortement *sédatif.*

Il faut donc chercher ailleurs que dans le principe *sulfureux* l'action spéciale de chacune des sources sulfureuses de la même station médicale pyrénéenne.

La *stimulation* de l'économie entière, tant reprochée par certains médecins aux Eaux sulfureuses, et pourtant si salutaire, a donné lieu à la plus regrettable confusion. Cette confusion a été d'ailleurs relevée par tous les praticiens expérimentés, rompus au maniement clinique de ces sources admirables, mais elle est malheureusement propagée trop souvent par les manuels hâtifs, plus destinés à faire connaître le nom de leur auteur qu'à patronner la vérité clinique, celle qui ne s'acquiert qu'à la longue par une sagace et lente observation.

Il est à remarquer, en effet, qu'en dehors de Paris les vétérans de la pratique médicale, en province, véritables dépositaires pourtant de la science médicale expérimentale, écrivent rarement, et que les livres marqués du signe de l'expérience, seule autorisée à formuler les règles et les lois de la pratique thermo-minérale, par exemple, sont relativement des exceptions.

Il faut bien distinguer, dans l'apparente *excitation* produite par les eaux sulfureuses pyrénéennes, les phénomènes d'ordre *physiologique*, qui sont *bienfaisants*, de ces mêmes phénomènes poussés à l'extrême, passant alors de l'ordre physiologique à l'ordre morbide, et devenant ainsi nuisibles et *malfaisants* dans un certain nombre de cas bien déterminés.

La stimulation physiologique bienfaisante produite par la fontaine *Raillère* à Cauterets, par exemple, réveille et active les fonctions générales de nutrition, ravive les fonctions musculaires et digestives, provoque les mouvements critiques exprimés par des modifications de quantité ou de qualité dans les urines ou les sueurs, etc. — Poussée à son plus haut degré, cette stimulation amène ces lassitudes, ces susceptibilités nerveuses, ces agacements, ces courbatures, ces insomnies et rêvasseries nocturnes, etc., dont les baigneurs névropathes se plaignent souvent, et qu'il est si facile d'enrayer. Ces incidents variés doivent être surveillés de près. S'ils dépassent une certaine limite que la sagacité du praticien exercé peut aisément mesurer, ils pourraient devenir pathologiques et malfaisants.

C'est donc ce *passage* de l'état physiologique à l'état morbide qui doit être soigneusement évité, et c'est là la mission directrice du médecin hydrologue auprès des sources d'eaux sulfureuses pyrénéennes, et en particulier de celles de Cauterets.

La *fièvre thermale*, la *poussée*, recherchées dans certaines stations d'eaux minérales, et qui restent pour un trop grand nombre de médecins la sanction nécessaire de toute cure thermo-sulfureuse pyrénéenne, est inconnue dans la cure thermale bien dirigée de la plupart des sources sulfureuses les plus médicinales des Pyrénées, telles que celles de Cauterets, Barèges, Saint-Sauveur-de-Luz, etc. Leurs résultats curateurs s'obtiennent sans le moindre tumulte organique, sans secousse apparente, dans le *silence de l'économie*, selon la belle expression de Th. Bordeu.

La stimulation *physiologique* ne devient *pathologique* qu'entre des mains inexpérimentées. Elle est toujours la conséquence de l'abus dans l'usage des eaux, de leur application intempestive, brutalement empirique ou maladroite, des excès ou des imprudences des baigneurs.

Andrieu, Camus, Armieux, et tous les praticiens instruits qui ont honoré l'hydrologie pyrénéenne, ont bien mis en relief ces données expérimentales de l'observation clinique auprès de nos sources réputées.

Dans les cas malheureux de *tuberculose laryngienne* cités comme contre-indiquant l'usage des eaux sulfureuses dans cette cruelle maladie, il restera donc toujours à rechercher si la cure thermale de ces quelques cas incriminés a été réellement conduite avec toute la prudence et la science technique nécessaires.

Il serait d'ailleurs injuste et ridicule, on en conviendra, dirons-nous avec Camus, d'exiger des eaux de Cauterets même bien administrées, non plus que de tout autre agent thérapeutique, même parmi les meilleurs, la guérison de maux graves où l'organisme est presque décomposé, ses facultés sans réaction, où le ressort vital fait définitivement défaut.

Quel est donc le traitement le plus sûr qui ne compte ses insuccès ?

Je n'ai jamais vu, pour ma part, s'aggraver, sous l'influence de la cure de Cauterets, *sagement* et *lentement* dirigée, aucun des nombreux phtisiques qui s'y rendent chaque été. Les fautes ou les erreurs de quelques imprudents ne sauraient infirmer un témoignage séculaire ; tout au plus devraient-elles servir à l'instruction et à la pratique des sages, comme dans le fait suivant :

OBS. XV. — Un Bordelais (40 à 45 ans) est venu, il y a quelques années, me demander de le diriger durant une cure thermale destinée à le guérir d'une *tuberculose laryngée* déjà parvenue à une période avancée. On sait l'absolue nécessité du repos d'un organe aussi délicat que le larynx quand il porte des lésions aussi graves. Le silence est alors aussi nécessaire aux cordes vocales ulcérées que l'immobilité à un fémur fracturé. Or, j'ai vu rarement un homme plus loquace que ce malheureux. Même dans mon cabinet, je ne pouvais obtenir qu'il ne me répondît que par signes ou au moins par monosyllabes. Son intempérance de langage était d'ailleurs la reproduction fidèle de son intempérance dans l'usage des eaux. Il partit à jour fixe, au *vingt et unième* jour, sans vouloir rien entendre et sans même me régler mes honoraires, que je n'ai jamais reçus. Il succomba quelques semaines après sa rentrée à Bordeaux. De bonne foi, pouvait-il en être autrement ?

Il reste à savoir ce qui serait arrivé si le malade avait été plus docile et plus intelligent de ses véritables intérêts.

C'est à ces malheureux que s'adressent ces paroles de Chenu (*Essai pratique*, 1844, p. 22):

« Il y a des malades entièrement frustrés dans leurs espérances et auxquels survient par l'usage des eaux un résultat opposé au succès qu'ils désiraient. I's y trouvent la ruine de leur santé et y abrègent le cours de leur vie. Mais cela arrive par leur faute. Car ils y sont venus trop tard : les viscères et parties nobles de leur corps étaient déjà trop viciés et dépravés, leurs forces par trop usées et délibitées ; enfin, ils en ont *usé sans discernement et sans mesure*, sans être préparés et conduits par l'avis de quelque médecin expérimenté. »

L'action bienfaisante des *eaux sulfureuses*, dans la *tuberculose laryngée* plus encore que dans toute autre maladie, doit être soigneusement aidée par tout un ensemble de soins et de précautions qui relèvent autant de l'hygiène que de la thérapeutique. Leur négligence peut compromettre quelquefois les succès les plus assurés.

Obs. xvi. — Un de mes compatriotes de Montpellier, grand fumeur de cigarettes, est atteint, vers l'âge de 42 ans, de *tuberculose* limitée au larynx. La maladie marche d'abord insidieusement et lentement, avec des alternatives d'aggravation et de soulagement. Envoyé enfin à Cauterets, il y fit une cure des plus fructueuses, pendant laquelle j'obtiens à grand'peine la diminution de la consommation de tabac ; mais, à peine rentré à Montpellier, il reprend ses cigarettes multipliées. L'amélioration se maintient jusque vers le milieu de l'hiver, mais elle céda bientôt. Le malade ne voulut pas faire une seconde saison, et il succomba au cours de l'automne suivant.

Des faits de ce genre, on ne saurait trop le redire, n'infirment en rien la valeur des succès annuels qui ont créé et maintiendront à Cauterets le concours de ces sortes de maladies, alors surtout que la thérapeutique ordinaire, malgré les progrès si considérables que lui ont apportés les études laryngologiques contemporaines, en est encore si pauvre et si absolument impuissante.

Ces succès annuels, mis en regard de l'insuffisance notoire de la thérapeutique la plus perfectionnée, établissent la supériorité, selon moi incontestable, d'un traitement balnéaire bien dirigé.

Quelque intérêt que pourrait avoir la longue énumération des faits cliniques heureux que j'ai eu l'occasion de suivre, et dont le défilé deviendrait monotone par la ressemblance des phénomènes observés, je me bornerai à en résumer un, parmi les plus graves et les plus complets ; il me servira comme type.

Obs. xvii. — Une jeune fille (14 à 16 ans) voit mourir sa mère de phtisie pulmonaire aux-Eaux Bonnes (1867). Quelques mois après, en automne, elle prend un rhume *à frigore* et se met à tousser. La menstruation, à peine à son début, se supprime, l'appétit se perd ; elle maigrit, s'affaiblit, prend un faciès terreux, devient indifférente aux distractions de son âge ; et bientôt se développent dans le poumon droit tous les signes d'une *infiltration tuberculeuse généralisée*. L'hiver se passe dans des conditions déplorables ; et, au mois de mai, le père, désespéré par les affirmations pessimistes de son médecin ordinaire, vieux praticien fort expérimenté qui suivait la jeune malade depuis sa naissance, soumet sa fille à l'examen du professeur Courty (de Montpellier). Celui-ci constate une induration de la totalité du poumon droit, avec commencement de ramollissement au tiers supérieur de l'organe, et, confirmant l'opinion de son confrère, il s'oppose formellement, dans une consultation écrite fortement motivée, à un voyagee aux eaux des Pyrénées, « *où l'enfant ne pouvait trouver que la même fin que sa mère* ».

Quarante jours d'une cure très modérée, à Cauterets, suffisent à remettre cette jeune fille sur pied (elle ne pouvait se tenir debout à son arrivée), en rétablissant surtout ses fonctions digestives. — En octobre, après une année environ d'interruption, les règles reparaissent ; elles se maintiennent durant tout l'hiver, et ne disparaissent plus.

En trois ans, et avec des cures annuelles d'*au moins trente jours*, le poumon se dégage, et la santé redevient telle que le père songe à marier sa fille.

Malheureusement surviennent les événements néfastes de 1870 -
1871. De très graves commotions morales, — au cours desquelles,
pendant un voyage en décembre 1871, au milieu de la neige, et
dans un pays de montagne, les règles se suppriment brusquement,
— provoquerènt une série d'hémoptysies abondantes auxquelles
la jeune fille succomba rapidement.

Les statistiques, qui devraient être ici, ce semble, victo-
rieuses, sont difficiles à dresser. La clientèle des Eaux est
loin de ressembler à une clientèle d'hôpital, où la surveil-
lance directe et la classification rigoureuse des malades est
encore assez aisée. — Pour ma part, toutes les fois que j'ai
voulu, au début d'une campagne thermale, tenir compte
exactement des faits qui allaient passer sous mes yeux, comme
j'avais pu le faire au cours de mes services de clinique à l'hôpital de Montpellier, j'ai toujours dû y renoncer, débordé que
j'étais par les exigences de la clientèle. Et aujourd'hui, c'est
beaucoup plus à l'aide de mes souvenirs, d'ailleurs bien vi-
vants, qu'à l'aide de mes notes écrites, toujours trop som-
maires, que je puis résumer mon opinion sur beaucoup de
questions intéressant la médecine thermale, que je pratique
depuis si longtemps.

Une des plus grandes difficultés de ces statistiques, c'est
la disparition de nos malades après une ou deux *saisons*. On
n'a plus de leurs nouvelles. On ne peut donc conclure légi-
timement que sur quelques faits isolés, dont l'observation ne
se confirme qu'à la longue, après un certain nombre d'années.
Il n'y a guère que les vieux médecins qui peuvent avec vérité, en regardant dans le passé, établir une opinion sérieusement expérimentale. Et malheureusement, je l'ai déjà fait
observer, les vieux médecins sont ceux qui écrivent le moins.

C'est cette opinion, fortement assise sur un ensemble im-
portant de faits, que je résume dans ces pages, ne faisant
d'ailleurs que confirmer ce que, depuis Borie et Bordeu jusqu'à Camus et aux contemporains, on constate à Cauterets
depuis deux siècles et demi, et que l'on a peut-être trop de

tendance aujourd'hui, dans un certain public, à méconnaître ou à oublier.

Mieux qu'ailleurs peut-être, la variété et la complexité des moyens balnéaires dont on dispose à Cauterets pour chaque cas clinique permettent de comprendre tout ce qu'a d'illogique ce nombre fatidique *de vingt et un jours* imposé par la routine.

Ce que j'ai dit d'ailleurs sur les *doses* diverses journellement absorbées aux fontaines minérales de Cauterets[1], sur l'action des bains, de la douche, etc.[2], agissant isolément, ou combinés selon les cas, rendrait facilement évidente cette conclusion, qu'il est impossible d'assigner une limite uniforme à une action thérapeutique si multiple dans ses procédés et la diversité de ses agents.

Mais que serait-il si l'on repassait encore toute la série des maladies chroniques qui fréquentent annuellement la célèbre station ! Je les ai esquissées ailleurs à grands traits[3]. Je ne puis que répéter ici, au point de vue spécial de la *durée de la cure,* que la thérapie thermo-minérale de Cauterets, comme celle de toute autre ville d'Eaux analogue, ne saurait être scientifiquement subordonnée à une règle uniforme, mais qu'elle doit être toujours relative à chaque cas particulier. C'est surtout une question de nuances ; et une longue habitude de ces cures complexes permet seule d'en déterminer la limite chez tel ou tel malade, en tenant compte à la fois des aptitudes réactives du sujet et du degré de stimulation déjà obtenu. N'est-ce pas ainsi d'ailleurs que cela se pratique dans les traitements en apparence les plus précis, celui de la syphilis, celui de la fièvre palustre, celui du diabète, etc. ?

[1] H. Guinier ; *De la diversité des dose dans la boisson des Eaux sulfureuses de Cauterets*, 1884. Toulouse, Privat.

[2] *Revue médicale de Toulouse,* 1884. — *Journal de Cauterets,* 1884, 1885, 1886, 1887.

[3] *Contribution à l'histoire médicale de Cauterets.* Toulouse, 1884. Privat.

Eu général, plus une maladie chronique est grave, comme la tuberculose; plus elle a déjà produit des désordres dans un organe essentiel, comme le poumon, plus l'individu est détérioré dans sa nutrition et dans l'ensemble de ses forces radicales, — plus la cure thermale par les Eaux sulfureuses pyrénéennes, et par celles de Cauterets en particulier, doit être prudente, attentive, lentement graduée et *prolongée*, avec des intervalles de repos.

A ces conditions, les résultats dépasseront souvent les espérances, et l'on n'aura jamais à se repentir de l'avoir essayée.

Dans les plus mauvais cas, une certaine survie et surtout le remontement moral du malade en seront la conséquence. Les tuberculeux, même à la dernière période, y trouveront au moins le soulagement des dernières heures, souvent si douloureuses, de leur agonie.

Un premier essai de cure thermale dispose l'organisme et le rend plus apte à recevoir l'action thérapeutique des eaux. De là l'utilité, conseillée dès l'origine par Borie et ses successeurs locaux à Cauterets, de suspendre quelquefois le traitement hydro-minéral. — « On ne peut régler au juste le temps qu'on doit user des Eaux, disait Borie; l'effet qu'elles opèrent en doit être la seule mesure... Si l'on est obligé de faire un long usage des eaux, il est bon de se reposer de temps en temps, *un* ou *deux jours* » (pag. 162). — Ces suspensions de tout traitement thermal se font à partir de la deuxième ou troisième semaine ; elles sont plus ou moins prolongées. De là, un séjour obligatoire qui varie de *vingt-cinq* à *quarante* jours pour les cas graves, en apparence désespérés.

Un repos de *huit* à *dix* jours, à partir du quinzième jour, par exemple, permet de parcourir une *seconde quinzaine* de traitement hydro-minéral plus actif, dont le résultat est toujours des plus considérables.

Obs. XVIII. — *Cinquante* jours de cure thermale à Cauterets, comprenant deux saisons de vingt jours séparées par un repos de dix jours, avec 10 bains à la *Raillère*, 25 bains à *Pauze-Vieux*, 30 douches fortes en arrosoir et au piston aux *Espagnols* (15 à 20 minutes chacune), et les eaux de la *Raillère* et de *César* en boisson, guérissent radicalement une jeune fille (18 ans) herpétique et strumeuse (engelures rebelles pendant l'hiver; rougeurs herpétiques autour des oreilles et sur les joues, extrême disposition à la formation du pus; céphalée sus-orbitaire habituelle ayant succédé à la suppression d'une sécrétion nasale abondante. — Sommeil, menstruation, appétit, digestions, irréprochables). — (Drouhet; *Les Eaux de Cauterets*, 1858, pag. 75).

De tous ces procédés, le meilleur, à mon avis, c'est la suspension de la cure après quinze à vingt jours, pendant *quatre à cinq semaines*. On peut faire réellement ainsi *deux saisons* complètes de vingt à vingt-cinq jours pendant le même été. C'est là ce que je fais moi-même tous les ans avec le plus constant succès, variant mes formules balnéaires selon les circonstances; et lorsque j'ai pu faire suivre cette pratique à mes clients, j'en ai toujours obtenu des résultats inespérés, surtout chez les *tuberculeux*.

Cette *seconde saison* dans le même été peut être poussée plus activement que la première. On gagne ainsi, *en trois mois*, beaucoup plus qu'on n'obtient en deux saisons de durée analogue, faites à un an de distance, et l'hiver suivant, avec ses intempéries, a notablement moins de prise sur les malades. Peu de personnes malheureusement peuvent ainsi consacrer un *été tout entier* au soin de leur santé.

Ces saisons, longues et méthodiques, soigneusement surveillées, conviennent surtout aux *cas graves*. Elles deviennent de moins en moins indispensables à ceux qu'un premier usage des eaux a familiarisés à leur action stimulante.

C'est ainsi que se comprennent ces saisons courtes et actives que les clients *abonnés* de Cauterets viennent y faire tous les ans, et que certains montagnards réduisent empiriquement jusqu'à la dernière limite de *neuf jours*.

Pendant ces courtes saisons, le client exercé, sûr de rester en deçà de la limite d'action qui lui a été une première fois nécessaire, travaille à une sorte de demi-saturation suffisante d'après son expérience personnelle, pour maintenir le bien acquis les années précédentes.

On ne saurait blâmer une pareille méthode ainsi limitée au « renouvellement du bail avec la vie et la santé ». Mais il y a loin de cette pratique purement *conservatrice* à la thérapeutique *curative* que réclament, tous les ans, les *nouveaux venus*.

C'est principalement à ces derniers que s'adressent les idées pratiques exposées dans ce travail.

Ces idées se résument dans cette formule :

— La durée d'une *première cure* thermale à Cauterets, ou dans une ville d'Eaux analogue, ne peut sérieusement être réglée à l'avance. Elle ne saurait avoir d'autre limite que celle de l'action même exercée sur le malade ; et c'est à l'expérience sagace du médecin local qu'il appartient exclusivement d'en apprécier la mesure.

CONCLUSIONS.

1° La limite uniforme de *vingt et un jours*, imposée par un certain public à toute cure thermo-sulfureuse pyrénéenne et plus particulièrement à la cure thermale de Cauterets, n'a d'autre fondement qu'un empirisme routinier non raisonné ; — elle pourrait tout au plus convenir aux habitués déjà améliorés de la station, à la seule catégorie des malades-touristes qui n'ont rien de grave à guérir ; — elle est insuffisante aux cas graves.

2° La *durée* réelle d'une cure thermale dépend des phénomènes observés au cours de la cure, et *ne saurait* par conséquent *être fixée à l'avance* que très approximativement.

3° Les *cures prolongées* sont ordinairement suivies de résultats heureux inespérés.

4° Les guérisons les plus remarquables par la gravité des cas soumis à la cure thermale, soit pour des *maladies de poitrine*, soit pour des *rhumatismes invétérés*, etc., etc., ont toujours exigé des séjours de *trente à soixante* jours, pendant lesquels le traitement thermal a été poursuivi lentement, avec prudence et méthode, et a été interrompu par des repos plus ou moins longs.

———————

Extrait de la Gazette hebdomadaire des Sciences Médicales.

(Avril 1889.)

———————

Montpellier. — Typographie et Lithographie Charles Boehm.

TABLE DES MATIÈRES.

www.ingramcontent.com/pod-product-compliance
Lightning Source LLC
Chambersburg PA
CBHW070747210326
41520CB00016B/4617